AF373597

Ce qu'on doit manger

Ce petit traité a pour but ; 1° d'indiquer, dans leurs grandes lignes, les régimes à suivre pour le maintien d'une bonne santé ; 2° de mettre en garde les malades contre l'abus ou même l'usage d'aliments, qui, précieux pour les personnes bien portantes, sont pour eux de véritables poisons.

PREMIÈRE PARTIE

Ce qu'on doit manger à l'état de santé.

❧

Nous ne nous occuperons ici que du régime de l'adulte. *Un organisme adulte a besoin de réparer son usure constante et de maintenir sa chaleur.* Posant cet axiome en principe, nous avons le *pourquoi* de l'alimentation de la personne ayant terminé sa croissance et acquis son complet développement.

Le régime doit donc atteindre ce double but : *réparer* l'organisme, lui *fournir la somme de calories* équivalente à celle qu'il dépense.

Que perd chaque jour un adulte de poids moyen? 1º de l'azote (20 gr.), 2º du carbone (300 gr.); 3º de l'eau; 4º des sels (chlorure de sodium, phosphates, fer, etc.)

Le régime doit donc comprendre dans des proportions rationnelles : 1º Des aliments

azotés (viandes, albuminoïdes, gluten, etc ;
2° Des aliments dits *hydrocarbonés* riches en
carbone (féculents, sucres, matières grasses);
3° De l'eau : 4" Des sels — Ces derniers pour
l'alimentation d'un organisme normal se
trouvent en quantité suffisante dans les
différentes substances que nous ingérons, à
part cependant le chlorure de sodium (sel
de cuisine), dont nous devons user d'autant
plus que le régime est moins azoté. Dans
certains états de maladie, les sels contenus
dans les aliments ne sauraient compenser la
perte en sels que subit l'organisme. On les
doit prendre alors en nature ou les emprunter
à des substances alimentaires qui en sont
plus spécialement riches.

CONSIDÉRATIONS SUR LA VALEUR NUTRITIVE ET LA DIGESTIBILITÉ DES SUBSTANCES ALIMENTAIRES.

1° *ALIMENTS AZOTÉS*

1° *Les Viandes.* — Les viandes crues se digè-rent mieux que les viandes cuites, les viandes grillées mieux que les viandes bouillies ; — elles ont aussi dans les deux premiers états une bien plus grande valeur nutritive. — Le veau, le mouton, le bœuf, le poulet se digèrent bien ; de même la cervelle, le ris de veau, le poisson, l'huître (très riche en azote), le petit gibier frais. Se digèrent mal : la viande de porc (à part le maigre du jambon), les crustacés, l'oie, les viandes grasses, le foie de veau, les moules.

2° *Les Œufs*. — Les œufs comme le lait représentent l'aliment complet. Excellente nourriture, surtout mangés crus ou à la coque, ils sont d'une digestion rapide et d'une grande valeur nutritive. Ils rendent de signalés services dans la *suralimentation* pouvant être pris, partie par voie buccale, partie par voie rectale. On a préconisé. ces temps derniers, la cure de jaune d'œufs : 15 à 18 jaunes par jour en nature, ou délayés dans thé, café, lait, eau sucrée, etc. Par exemple, 14 jaunes d'œufs en 4 ou 5 fois dans la journée, 2 œufs à la coque à midi et une côtelette, 2 œufs à la coque le soir et un potage épais (farine jaune coupée sur table d'un peu de lait). Ce régime est un excellent mode d' « engraissement ». Le jaune d'œuf se digère en une heure et demie.

3° *Le Lait, le Fromage*. — Le lait contient tous les principes nécessaires à l'entretien de la vie, on peut vivre en s'alimentant exclusivement de lait, mais il en faut prendre une assez forte proportion. Dans ce cas on a d'ailleurs toujours pour guide le médecin. Le fromage est également un aliment complet ; certains fromages ont une valeur en azote égale ou supérieure à celle de la viande (gruyère, parmesan) Rejeter ou ne pas abuser des fromages fermentés.

II° ALIMENTS HYDROCARBONÉS

1° Racines. — Les racines, carottes, navets, etc. sont peu nutritives et encombrantes (cellulose, non digestible).

2° Féculents, céréales. — La farine de blé est surtout employée sous forme de semoule (blé finement concassé) et de pâtes alimentaires. Les féculents sont préférables sous forme de purées qui éliminent les coques peu ou *pas digestibles*.

Leur valeur nutritive est très inégale : le riz le plus riche en hydrate de carbone est le moins riche en albuminoïdes ; avoines et maïs sont riches en graisse. Les pois, les haricots, les lentilles équivalent poids pour poids à la viande comme azote, ces dernières, comme l'avoine d'ailleurs, sont riches en fer. Les haricots, le pois chiche, difficiles à digérer, provoquent des fermentations intestinales. Les lentilles et les pois, au contraire, sont en général de digestion facile. Même digestion facile, les pâtes alimentaires.

Le pain, en dépit de sa grande valeur nutritive, n'est pas exempt d'inconvénients. Il séjourne longtemps dans l'estomac et détermine une excitation stomacale assez grande, d'où la mise en liberté d'acide chlorhydrique libre ; il favorise les fermentations anormales, notamment la fermentation *acétique*. Plus il est cuit, mieux il se digère ; la croûte est, en général, plus digestible que la mie. On doit manger de préférence le pain rassis.

3° Légumes verts. — Les légumes verts ont une valeur nutritive restreinte, ils contiennent jusqu'à 940 grammes d'eau au kilogramme et de la cellulose qui ne subit dans l'estomac *aucune* modification. Lorsqu'ils sont *jeunes* (petits pois, haricots verts), ils sont bien tolérés. Ne pas abuser d'oseille, de choux, de crucifères. Les épinards, la laitue sont riches en matières minérales et conviennent dans les maladies qui amènent la déminéralisation de l'organisme. Les légumes verts ne doivent donc faire partie qu'accessoirement du régime, surtout comme *laxatifs*.

Ne pas faire abus de radis, cornichons, concombres, qui n'ont pas de valeur nutritive. L'olive, très riche en huile, est mal tolérée par beaucoup d'estomacs, notamment par les dyspeptiques qui devront s'abstenir également de truffes et de champignons qui sont à rayer de l'alimentation ordinaire.

4° Aliments sucrés. — Les aliments sucrés pris à dose non exagérée sont un bon complément de la ration hydrocarbonée ; l'inconvénient de l'abus est surtout d'occasionner des fermenta-tions.

5° Vin, Boissons alcooliques. —- Le vin est un aliment d'épargne dont l'usage, à l'état de santé, ne saurait être nuisible, s'il est naturel, ni trop acide, ni trop tannique, et s'il est pris de façon modérée.

On fera donc choix, pour l'usage journalier, d'un vin pas trop alcoolique, pas acide, pas trop chargé en tanin. Les vins blancs sont mieux tolérés que les vins rouges qui, eux (Bordeaux surtout), sont plus toniques. Le vin, pas plus que la bière et le cidre, n'apparaît comme un ali-ment indispensable : beaucoup de buveurs d'eau *se portent très bien*. Le champagne, qui rend des services dans un certain nombre de cas, ne doit pas être une boisson habituelle à cause de son action excitante et de la *dilatation* qu'un usage constant ne tarderait pas à provoquer.

On ne peut nier cependant les heureux effets du vin dans bien des cas, en dehors même de la satisfaction qu'il procure au palais.

Le cognac, le rhum ne sauraient faire partie du régime. N'en user qu'à doses modérées et surtout en prendre..... rarement. Plus rarement encore doit-on prendre des liqueurs, surtout celles à essences fortes ; qu'on les absorbe coupées d'eau avant le repas, comme *apéritif* ou après le repas, en nature. Ces liqueurs, outre qu'elles ont des effets désastreux sur l'estomac, jouissent de propriétés tétaniques malheureusement trop connues de beaucoup. Les « Apéritifs » *suppriment* généralement l'appétit, les liqueurs dites digestives..... empêchent le plus souvent de digérer.

—❧—

Fixation ∘ ∘ du Régime.
❧

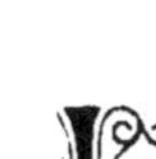La notion étant acquise de la valeur nutritive des divers aliments et de leur digestibilité, quel régime, c'est-à-dire quel assemblage des diverses substances alimentaires semble devoir être le plus propre à assurer une bonne santé ?

Doit-on être exclusif, ne considérer par exemple comme bon que le régime dit « végétarien », ou ne voir le salut que dans l'usage immodéré des viandes, dans l'alimentation exclusive du lait ou des œufs?

Etant donné ce que nous avons dit plus haut notre régime doit-être *mixte*, nous avons également besoin d'aliments réparateurs (viandes, albuminoïdes), et d'aliments hydrocarbonés (légumes, graisses), véritable charbon distribuant le calorique à notre machine.

C'est en tenant un compte raisonné des obligations que nous avons envers notre organisme, pour le maintenir dans un sain équilibre, que nous nous ferons une conception juste du régime que nous devons suivre. Ce régime varie un peu avec l'âge, le tempérament, les occupations, les conditions de vie, les climats, même les saisons. Nous avons vu que l'homme adulte de poids moyen perd environ 20 grammes d'azote et 300 grammes de carbone par jour, la ration dite ration d'entretien qui lui est nécessaire est approximativement représentée par : 819 grammes de pain et 219 grammes de viande. D'une façon générale, on peut dire qu'un régime normal doit être constitué par un cinquième de viande (200 à 250 grammes environ pour 800 à 900 grammes de pain, légumes, etc.

La ration d'entretien du *vieillard* est moindre que celle de l'adulte, ses organes dépurateurs ne fonctionnent pas avec la même intensité. Ses repas doivent être espacés, peu copieux, surtout celui du soir ; les viandes rouges, les vins généreux entreront utilement dans son alimentation.

L'homme de la ville par suite de son genre de vie a besoin d'observer un régime *mixte*, mais où dominent un peu les matières albuminoïdes ou azotées : s'il se surmène cérébralement, il devra dans son alimentation faire entrer les substances riches en phosphore.

L'ouvrier doit s'alimenter suivant la somme de travail musculaire qu'il dépense. Il augmentera la proportion des aliments azotés *suivant l'air qu'il respire*.

L'homme de la campagne vivant au grand air est presque végétarien : il a besoin pour fournir un travail journalier d'une somme plus considérable d'hydrocarbures.

Il est encore des paysans qui ne goûtent, pour ainsi dire, pas la viande, si ce n'est la quantité infime qu'ils rencontrent dans le morceau de lard — plat exceptionnel et de luxe — et cependant qui fournissent un travail considérable. Plus le régime est végétal, plus le besoin de sel se fait sentir. On constate notamment en France que les habitants de la campagne consomment trois fois plus de sel que ceux des villes.

Durant la *grossesse*, le régime doit être mixte, mais sans indications bien spéciales ; il est inutile de « manger pour deux », pour nous servir d'une locution banale et courante. La future mère exagèrera légèrement son alimentation ordinaire. Bien entendu, nous la considérons ici comme en parfaite santé.

La nourrice doit avoir une alimentation substantielle, elle doit suivre son régime habituel (s'il est suffisant), en évitant, notamment : le choux, les boissons alcooliques fortes, l'oseille, le cresson, les moules.

Les qualités spéciales des nombreux aliments que la nature met à notre disposition lui étant connues, le lecteur les saura choisir et assembler pour servir à son régime.

Quand on se porte bien, on peut manger un peu de *tout* sans pécher par excès; « l'excès en tout est un défaut », même et surtout à la table.

Deuxième Partie

Ce qu'on doit manger à l'état de maladie.

Alors que l'individu en bonne santé peut faire quelques écarts de régime sans inconvénients graves, le malade doit suivre *à la lettre le régime prescrit par son médecin.* L'inobservance peut, en effet, dans certains cas, lui être fatale.

S'il veut *guérir*, s'il a *souci de vivre*, il n'écoutera aucun conseil *à côté*, pas *même ceux* de manuels qui, pour être de bonne foi, ne peùvent que traiter de généralités. En médecine, il y a des maladies, mais il y a surtout des « malades » ; le régime que devra suivre un malade ne pourra être appliqué exactement à l'autre parce que cet autre voit son mal compliqué d'une affection pour laquelle ce régime est contre-indiqué. Seul, nous le répétons, le médecin peut utilement fixer le régime à suivre.

Avant d'indiquer dans leurs grandes lignes les aliments permis ou défendus dans
les différentes maladies, nous dirons quelques
mots des **régimes spéciaux** :

1º Régime lacté. — Il est ou *intégral* ou *mitigé*.

Dans le régime lacté *intégral*, le malade ne prend
que *du lait ;* 3 à 4 litres par jour (chaud, froid,
nature, salé ou sucré). — On peut permettre, dans
certains cas, de le couper de quelques gouttes de
café, de café de gland, d'un peu de chocolat, etc.
— Ce lait est pris, soit à *doses espacées*, demi-litre
à la fois, à intervalles égaux dans la journée, soit
notamment chez les dilatés) à *doses rapprochées*
de 200 grammes chacune.

Outre sa qualité d'aliment complet, le lait aug-
mente la tension vasculaire, diminue la toxicité
de l'urine et agit favorablement sur les microbes
de l'intestin.

2º Régime végétarien. — Régime exclusivement végétal mitigé quelquefois d'œufs et de
beurre (les Trappistes suivent le régime végétarien à l'exclusion de ces deux derniers aliments) ;

3º Régime « d'Engraissement ». — Bière
anglaise de préférence. — Pas d'excitants (café, thé).
— Beaucoup de pain, de graisses, de viandes
grasses, de poissons gras. — Escargots, moules,
huîtres. — Œufs (jaunes surtout). — Légumes
secs (féculents). — Maïs (farine jaune). — Olives,
amandes, noisettes. — Ce régime pouvant ne pas

être facilement supporté : « Cure de jaunes d'œufs », farine de maïs.

4° *Régime des Obèses* (régime pour maigrir). — Lait *écrémé* coupé d'eau ou de thé; légumes verts, fruits frais, *un peu* de viande grillée. — Pas de graisses, de féculents, de sucre. — *Très peu de pain*. — Si le malade ne boit que de l'eau, il peut ne réduire que *très faiblement* sa ration *de boisson*.

Un régime consiste à ne prendre *que* 1 250 grammes de lait et cinq œufs par jour. — Il ne saurait suffire aux personnes ayant une vie active.

RÉGIME DES FIÈVRES ET INFECTIONS
❖

La ration journalière doit être très réduite et se composer d'aliments dont la digestion ne peut produire de toxines; — le rein, en effet, fonctionne souvent mal dans ces affections.

Suivant les cas, on fera suivre le régime lacté **absolu**, le régime lacté *mixte* avec addition de vin généreux ou de champagne. Ensuite, poulet, œufs, purées légères.

Les repas seront rapprochés (toutes les trois heures) et *peu* copieux.

RÉGIME DES CHLOROTIQUES
❖

Lait, viande crue pulpée, grillée ou rôtie, poissons maigres, œufs à la coque, légumes verts *jeunes* ou en purée. — Ne pas abuser des viandes fortes, des vins généreux.

RÉGIME DES ANÉMIQUES

Vins généreux (stimulants et toniques). — Pain ordinaire. — Viande crue hachée, viande grillée ou rôtie, peu cuite. — Thé de bœuf. — Légumes verts, cresson. — Tous les fruits.

RÉGIME DES DIABÉTIQUES

Il n'existe pas un diabète, mais des diabètes.

Dans les cas graves, suppression *absolue* du pain, des féculents, du sucre (sous toutes ses formes), des fruits sucrés. — Le lait à petites doses peut être permis. (Dans les diabètes anciens compliqués du mal de Bright, et quand il existe des symptômes d'intoxication dus à l'exagération des viandes, le lait peut devenir temporairement l'aliment exclusif. — En général, on autorise la pomme de terre, 100 à 150 grammes par repas.

Le régime de Bouchardat permet tous les potages gras; potages de poireaux et de pommes de terre *(jamais d'autres féculents)*. — Toutes les graisses, thon, sardines, foie gras, etc. — Toutes les viandes, de préférence grillées ou rôties. (Pas de foie de veau.) Tous les crustacés, tous les mollusques (sauf huîtres). — Tous les légumes (sauf betteraves, oseille, asperges, tomates, carottes,

navets); *accommodés sans farine*. — Sont permis :
les fromages fermentés, les noix, les amandes, les
poires, les pommes. — Sont défendus : fraises,
pêches (on peut en prendre quelquefois, mais
modérément), abricots, oranges. — Se défier des
pains dits spéciaux, le pain de gluten contient
quelquefois jusqu'à 40 pour 100 d'amidon.

RÉGIME DES GOUTTEUX

Régime mixte avec prédominance des végétaux :
Viandes blanches très fraîches, très cuites. —
Pas de gibier, charcuterie, foie gras, poissons de
mer. — Ni épices, ni hors-d'œuvre. — Permis :
poisson de rivière ; tous les légumes verts (sauf
asperges, aubergines, épinards, tomates, cressons,
céleris) ; tous les farineux ; tous les fruits, sauf
nèfles, marrons, dates, groseilles. — Pas de fromages fermentés. — Pas de sucreries. — *Eau* ou
peu de vin blanc coupé d'eau. — Exclure : vins
mousseux, vins sucrés ou acides, cidre, bière, alcool.
Pas de thé, ni de café ou en infusion *très légère*.

Le régime lacté peut être *momentanément* imposé ;
de même le régime végétarien. — Généralement,
le régime suivi est le régime mixte avec *prédominance des végétaux*. — Avantages du lait : solubi-
lisation de l'*acide urique*, augmentation des *oxyda-
tions*.

Les végétaux favorisent la transformation des *urates* en *hippurates* plus solubles.

RÉGIME DES RACHITIQUES ET OSTÉOMA- LACIQUES

❧

But : 1º réparer la perte en phosphates ; réduire les fermenta- tions digestives anor- males.

Chez les nourrissons : seul bon allaitement, bien réglementé, au sein peut convenir. S'il est *impossible*, allaitement artificiel, lait *stérilisé scru- puleusement réglementé*. — Chez les enfants sevrés : lait phosphaté maternisé. Farines recom- mandables : *avoine*, *maïs* (graisses et phosphates). A partir de deux ans : ajouter lentilles d'Esaü *décortiquées*. Régime de jaune d'œuf (à cause des lécithines et des éthers phosphorés de la glycérine.

RÉGIME DANS LES MALADIES DU REIN

❧

Régime des Né- phrites. — On doit avant tout s'abstenir de substances capa- bles de produire des toxines qui ne seraient pas éliminées.

Suivre le régime lacté aussi longtemps que pos- sible. — Régime lacté mitigé : lait avec pâtes, purée, féculents, crème. fromages frais. — Après ce régime, peut être permis le régime végétarien (sauf aubergines, tomates, oseille, épinards, choux, asperges. — On peut combiner les deux régimes. *Pas de viande*. — Œufs.

La prolongation du régime lacté a l'inconvénient d'affaiblir.

Pour le régime des albuminuries, plus peut-être que pour tout autre, n'avoir pour guide que le médecin.

2. *Régime des Graveleux*. — Le régime est en raison de la nature du calcul ou des graviers.

1º *Lithiase urique*. — Régime végétarien. — Pas ou peu de viandes, surtout rouges, pas de gibier, poissons, crustacés, d'épices, de truffes. — Peu de graisses. — Légumes verts, fruits, laitage. — Eviter alcool et liqueur. — Peu de vin (Bordeaux vieux coupé de beaucoup d'eau). — Eaux de Bussang, Forges, etc.

2º *Lithiase oxalique*. — Pas de condiments ni de mets riches en acide oxalique. — Pas d'oseille, d'épinard, de café, de chocolat, de haricots blancs, de betteraves, de figues, de bière.

Eaux de Royat, Plombières, Pougues, Evian, Amphyon.

3º *Lithiases alcalines*. — Peu de végétaux. Eaux d'Evian, Amphyon, Contrexéville, Vittel.

Dans les complications (hématurie, pyélite, pyélonéphrite), régime lacté.

RÉGIME DES ALBUMINURIES FONCTIONNELLES

❧

(Albuminurie prétuberculeuse, prégoutteuse, diabétique. — Albuminuries nerveuses. Albuminurie gastro-hépatique, ictérique, anémique, saturnique, paludique, etc.

Ici le lait ne paraît pas diminuer l'albumine, non plus que les œufs ne paraissent l'augmenter. — Le lait devient un simple régime de repos du rein. — La maladie occasionnelle plus que sa manifestation (l'albumine) dicte le régime. (Voir à leurs chapitres les régimes des *goutteux, diabétiques, etc.*).

RÉGIME DANS LES MALADIES DU POUMON

❧

1° **Régime des Tuberculeux.** — Le but à poursuivre étant de fortifier l'organisme, de le mettre dans les conditions les plus favorables de lutte contre le microbe ; la *suralimentation* devient la base de ce régime. Les graisses seront données en quantité aussi considérable que possible.

Comme boissons : bières anglaises, vins généreux, un peu d'alcool (rhum, cognac), mais sans abus et si l'état de l'estomac le permet.

Régime général d'engraissement. — Graisses

sous toutes leurs formes alimentaires : huile de foie de morue, sardines, beurre, poissons gras. — User largement des aliments azotés : Toutes viandes faciles à digérer rôties ou grillées, auxquelles souvent on doit adjoindre la viande crue pulpée ou les poudres de viande ; tous les poissons (anguille excellente), les huîtres. Beaucoup d'œufs, surtout le jaune, œufs à la coque ou crus. Tous les féculents (maïs, très gras, recommandable). — Légumes verts cuits à la vapeur. — Tous les fruits gras (noix, noisette). — Le pain *bis* ordinaire est *le meilleur*, pas de pain complet qui irrite la muqueuse de l'estomac. Cet organe est, en effet, à surveiller très étroitement, c'est le plus précieux auxiliaire de lutte.

Le *gavage* (administration des aliments à l'aide de la sonde œsophagienne) est quelquefois pratiqué. Le médecin traitant est le seul bon juge du régime particulier que doit suivre chaque malade, suivant son terrain, son état, etc.

L'intolérance de ce régime, la production d'acide urique qu'il entraîne pourront faire de temps en temps diminuer l'alimentation azotée, même mettre momentanément le malade au régime lacté.

2° Régime dans les autres maladies du poumon. — Dans la pleurésie, la bronchite, l'emphysème, etc., le régime ne diffère pas sensiblement des régimes généraux.

3° Régime des artérioscléreux et des cardiaques. — But : Diminuer la tension artérielle ; réduire les causes d'autointoxication. — Régime végétarien et lait. — Pas de viande ou, suivant l'état, au bout de quelque temps, viandes blanches à intervalles espacés.

RÉGIME DANS LES MALADIES NERVEUSES

1° Régime des Neurasthéniques. — Les neurasthéniques déprimés auront une alimentation plus carnée ; les neurasthéniques excités suivront le régime végétarien. — La dilatation d'estomac accompagnant souvent la neurasthénie, tenir compte des recommandations faites pour le régime des dilatés.

2° Régime des Phosphaturiques. — Alimentation riche en phosphates. — Diminuer les acides qui dissolvent ces derniers. Pas de café.

RÉGIME DANS LES MALADIES D'ESTOMAC

Préceptes applicables à la majorité des dyspepsies : Eviter rigoureusement : 1° Les hors-d'œuvre, les épices, le poivre, la moutarde, les piments, les cornichons, etc. ; les sauces, le vinaigre ; 2° les légumes verts crus ; 3° les viandes grasses et indigestes et y comprenant les viandes bouillies ; 4° les sucreries (aliment fermentescible).

User modérément : de pain (manger de préférence du pain grillé), d'aliments gras (fritures comprises). — Le beurre frais, les jaunes d'œufs, les fromages frais, sont les seules formes sous lesquelles on prendra les corps gras. — On préfèrera les fruits cuits aux fruits crus.

Manger lentement et bien mâcher.

RÉGIMES PARTICULIERS

❧

1° *Régime des Hyperpeptiques.*

— *Aliments défendus :* Vin, surtout vins de crus, bière allemande ou anglaise, café, liqueurs. — Poivre, ragoûts, mets épicés, sauces, gibier, charcuterie, viandes froides de la veille, poissons de mer ou d'étang, l'anguille, les crustacés, les coquillages. — Les féculents et les légumes acides (tomate, oseille, etc.).

Aliments permis : Eau pure ou eaux minérales d'Évian, d'Amphyon, de Pougues, etc., coupées de petit vin blanc non acide. — Bière légère et pain grillé, biscottes, potages épais. —Mouton et bœuf, de préférence *grillés* ou rôtis, sans sauce, jambon, cervelles, ris de veau. — Poissons de rivière (sauf anguille). — Œufs peu cuits. —Nouilles, macaroni, féculents *en purée.* — Légumes verts.

2. *Régime des Hyperchlorhydriques.* — La base de ce régime est la recherche des substances qui excitent le moins la sécrétion du suc gastrique et notamment celle de l'acide chlorhydrique.

Le degré d'hyperchlorhydrie est le guide du régime même. Le Dr Albert Mathieu indique quatre régimes principaux :

1er régime : 2 1/2 à 4 litres de lait par jour par demi-litre toutes les 3 heures. 100 à 200 grammes de poudre de viande ou 200 grammes de viande crue pulpée.

2e régime : Lait, 2 1/2 à 3 litres (potages compris). — Œufs à la coque. — Poudre de viande ou viande crue. — Potages au lait avec tapioca, pâtes, semoule, vermicelle. — Au besoin, ajouter 20 grammes de sucre de lait par litre de lait.

3e régime : Lait, 2 litres (potages compris) — Potages au lait. — 100 à 200 grammes de viande crue ou, à défaut, viande rôtie, mondée, hachée. Volaille, ris de veau, cervelle bouillie. — Purée de pommes de terre, gâteaux secs, biscottes.

4e régime : Aux repas, lait ou eaux d'Évian, Amphyon, Alet, etc., infusions chaudes. — Pain grillé en petite quantité. — Œufs à la coque ou brouillés. — Viandes grillées ou rôties, chaudes ou froides, jambon. — Poissons maigres bouillis, merlan frit. — Purée de pomme de terre, pommes de terre bouillies. — Plus tard : Purée de légumes secs, de julienne, de choux-fleurs. — Légumes verts cuits. — Marmelades de pommes. — Gâteaux secs, biscottes de légumine.

3° Régime des Dilatés. — On doit diminuer la quantité des *liquides* et empêcher les *fermentations* anormales de se produire.

Aliments défendus : Potages ordinaires (on peut tolérer les purées *très épaisses*). Le vin (surtout rouge), la bière, les eaux gazeuzes, la mie de pain frais.

Les viandes saignantes, les viandes noires, la charcuterie, les ragoûts, les graisses, les poissons gras ou frits. les huîtres, les crustacés. — Les légumes crus, les choux, les fruits crus. — Les fromages avancés.

Aliments permis : Eau de source ou eau d'Évian, d'Amphyon pure, puis, ensuite, légèrement coupée de vin blanc. — Thé léger. — Le lait n'est pas toujours toléré ni indiqué. — On ne doit pas en tout boire plus de 300 à 375 centilitres par repas — Pain rassis, très cuit ou mieux grillé. — Viandes rouges et blanches très cuites, grillées ou roties, sans sauce. — On peut user largement des œufs, surtout à la coque. — Les féculents ne devront être pris qu'en purée. — Légumes verts au beurre *blanc*. — Fruits : cuits, peu ou pas sucrés (fermentation lactique).

Autant que possible ne faire que *deux repas* espacés d'environ 7 heures, en supprimant le petit déjeuner du matin. Si on ne peut le supprimer, manger très peu et ne pas boire.

Le régime que nous venons d'indiquer prend encore le nom de Régime sec. Certaines personnes ne le supportent pas : il a eu quelquefois des inconvénients assez graves: aussi lui substitue-t-on quelquefois le régime lacté ou le régime des *petits repas rapprochés*. Le but de ce régime est d'éviter la surcharge de l'estomac

Composition de ces repas d'après Rosenhein :

6 heures	Thé	100 grammes
	Pain	50 —
	Œufs.	1
9 heures	Gelée de viande . .	100 grammes
	Biscuit	50 —
	Beurre	10 —
	Sherry	1 verre.
Midi	Bifteck à l'anglaise .	150 grammes
	Riz bien cuit ou autre légume	100 —
	Vin rouge ? . . .	150 —
5 heures	Pain blanc	30 grammes
	Lait	100 cent. c.
6 heures	Pain blanc	100 grammes
	Viande fumée . . .	50 —
	Biscuit	50 —
	Beurre	20 —
	Vin rouge	100 cent. c.
9 heures	Biscuit	*aa* 100 gr.
	Thé	

4° *Régime dans la Dyspepsie nervomo-*

trice. — Le malade est nourri un peu comme un dilaté ; toutefois, régime moins sec, 1 litre à 1 litre et demi de liquide par jour.

Régime dans l'Ulcère rond, dans le Cancer de l'Estomac. — Surtout régime lacté. — Poudre de viande (Debove) ; introduite aussi quelquefois à la sonde.

RÉGIME DANS LES MALADIES D'INTESTIN

1° *Régime des Constipés.* — Manger des aliments stimulant la sécrétion et la motilité de l'intestin. — Pain de son ou de seigle, viandes et poissons gras, pommes de terre, navets, carottes, asperges (ces trois derniers aliments laissent après la digestion de copieux résidus), haricots verts, pois, lentilles, nouilles, beurre, crème, fruits cuits ou fruits charnus très murs. — Boissons sucrées ou miellées, acides : cidre, champagne.

2° *Régime des Diarrhéiques.* — Régime inverse du précédent : pain bien cuit ; viandes grillées ou crues, maigres. — Farine de riz. — Vin de Bordeaux.

RÉGIMES DANS LES MALADIES DU FOIE

❧

Le plus souvent, on devra suivre le régime lacté. — Dans la lithiase biliaire : Légumes verts, fruits mûrs.

— Évitez les graisses, les jaunes d'œuf, les épices les acides.

RÉGIME DANS LES DERMATOSES

❧

On doit éviter toutes les substances capables de production de toxines. Dans les dermatoses à poussées aiguës à forme grave : Régime lacté. Dans l'acné, le psoriasis, l'urticaire, etc... éviter les sauces, gibier, charcuterie, poissons de mer(à moins qu'il vienne d'être pêché, les fritures, les viandes saignantes. — Les choux, tomates, les légumes acides ; — les fraises, les fruits acides. Le vin, les liqueurs, le café, la bière.

Imp. A. Rey & Cie 4, Rue Gentil, Lyon — 38937

Deux médicaments basés sur les mêmes principes que la *Pilule Lenia*.

APÉROSE. MÉTOXYDE

Ces deux médicaments *très actifs* sont présentés comme la petite Pilule LENIA. (Petites pilules de mêmes dimensions, c'est-à-dire des plus faciles à avaler.)
Ils agissent merveilleusement sans irriter jamais.

APÉROSE. *Atonie de l'estomac; perte d'appétit, mauvaises digestions.*
L'apérose ouvre l'appétit, stimule l'estomac paresseux ; l'emploi méthodique durant quelque temps amène cet organe à fonctionner normalement de lui-même. — *Le flacon, 2 fr. 50.*

MÉTOXYDE. Ce médicament est un oxydant énergique. — Il remplace la liqueur de Fowler, les cacodylates, et les vanadates dont il n'a pas les inconvénients. — C'est un des meilleurs et des plus sérieux remèdes de l'Anémie et de la Chlorose.
Employé avec succès dans la *Neurasthénie*, dans la *Goutte*, le *Rhumatisme*, le *Diabète*. — Les surmenés intellectuellement retirent le plus grand profit de son emploi. — *Le flacon, 3 francs.*

Dépôt : à la *Compagnie Lenia*, 49, rue de la République, Lyon, d'où on les expédiera franco contre mandats ou timbres

Détail pour Lyon : Pharmacie PERROUD, 20, *rue Gasparin* (Ancne Pharmacie Ferrand et Chambellan.)